■ 中华医学健康科普工程 ■

子宫肌瘤100问

主 编 黄胡信 罗光楠 秦成路

中华医学电子音像出版社
CHINESE MEDICAL MULTIMEDIA PRESS
北 京

图书在版编目（CIP）数据

子宫肌瘤 100 问 / 黄胡信，罗光楠，秦成路主编. —北京：中华医学电子音像出版社，2021.5
 ISBN 978-7-83005-287-4

Ⅰ. ①子… Ⅱ. ①黄… ②罗… ③秦… Ⅲ. ①子宫肿瘤-诊疗-问题解答 Ⅳ. ①R737.33-44

中国版本图书馆 CIP 数据核字（2019）第 274084 号

子宫肌瘤 100 问
ZIGONG JILIU 100 WEN

主　　编：	黄胡信　罗光楠　秦成路
策划编辑：	史仲静　崔竹青青
责任编辑：	崔竹青青　周寇扣
校　　对：	张　娟
责任印刷：	李振坤
出版发行：	中华医学电子音像出版社
通信地址：	北京市西城区东河沿街 69 号中华医学会 610 室
邮　　编：	100052
E-mail：	cma-cmc@cma.org.cn
购书热线：	010-51322677
经　　销：	新华书店
印　　刷：	廊坊市祥丰印刷有限公司
开　　本：	850mm×1168mm　1/32
印　　张：	2.75
字　　数：	53 千字
版　　次：	2021 年 5 月第 1 版　2023 年 9 月第 3 次印刷
定　　价：	38.00 元

版权所有　　侵权必究

购买本社图书，凡有缺、倒、脱页者，本社负责调换

《子宫肌瘤100问》编委会

主　　编　黄胡信　罗光楠　秦成路
副主编　石瑾秋
编　　者（按姓氏笔画排序）
　　　　　　王惠子　杜　敏　李宝艳　余鸿标　张　可
　　　　　　姜莉萍　唐　杰　梁茂连　潘宏信

主编简介

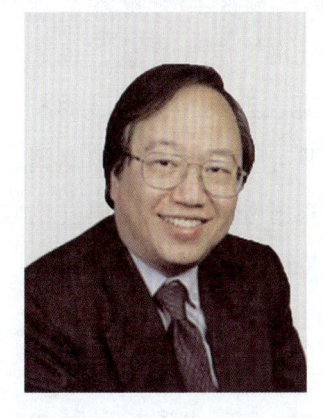

黄胡信（Felix Wong） 澳大利亚籍华人。1976年毕业于中国香港大学，并在英国、澳大利亚、新加坡等地接受毕业后深造，获得中国香港大学内外全科医学士学位、中国香港中文大学医学博士学位及新加坡大学妇产专科硕士学位；历任2所外科学院院士。擅长妇科肿瘤、内镜手术、妇女健康和医院管理。曾任澳大利亚新南威尔士大学妇产科教授，以及澳大利亚西悉尼大学、诺特丹姆大学，中国中山大学中山医学院、南方医科大学、山东省医学科学院、汕头大学、山东大学医学院、扬州大学医学院、首都医科大学、北京协和医学院等多所医学院校的客座教授或名誉教授；悉尼利物浦医院妇女卫生业务部医疗主任，以及多家母婴医院和儿童医院的名誉顾问；《中国微创外科杂志》《实用妇产科杂志》《中华妇产科杂志》，

Journal of Obstetrics and Gynaecology Reasearch，*Journal of Gynaecology and Minimully Invasive Therapy* 等杂志常务编委或编委。现任新南威尔士大学妇产科客座教授，世界华人医师协会妇产科医师分会副会长，中国及亚太地区微创妇科肿瘤协会（CA-AMIGO）主席及中国-澳大利亚-亚太地区微创妇科论坛创会主席。为每年举办 1 次的"微创妇科论坛"做出极大贡献，为亚太国家的医疗教育做出了巨大贡献，每年为亚太地区国家提供 10 余个供国外医师在澳大利亚深造的机会。近 25 年来，参加和组织了百余次医学会议，多次被邀请作为特邀会议讲者。2003 年获中国广东省外国专家局颁发的"广东友谊奖"，2005 年获 Evaluation Committee of Endoscopics Award 颁发的"内镜专家奖"和中华医学会妇产科学分会内镜学组颁发的"医疗大使奖"，2006 年获越南胡志明市人民委员会颁发的"胡志明市徽章奖"，2009 年获中国科学技术部和国家科学技术奖励办公室颁发的"恩德思医学科学技术杰出成就奖"，2017 年获中国医师协会妇产科医师分会颁发的"林巧稚杯"奖和亚太妇产科内镜及微创治疗协会（The Asia-Pacific Association for Gynecologic Endoscopy and Minimally Invasive Therapy，APAGE）颁发的"终身成就奖"，2018 年获欧洲妇科内镜学会颁发的"卓越贡献奖"。主编医学著作 4 部，发表论文 180 余篇。2010 年，他从澳大利亚回中国香港私人执业，依然大公无私地为年轻一代提供医学教育支持。

主编简介

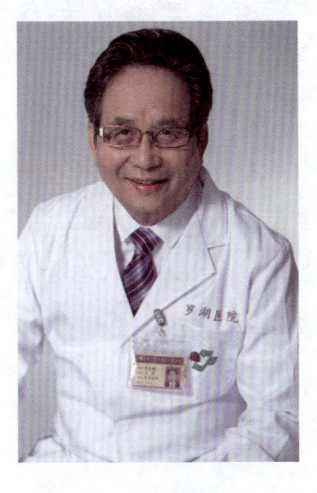

罗光楠，主任医师，教授，深圳大学第三附属医院妇产科及生殖医学终身名誉主任，享受国务院政府特殊津贴专家。海峡两岸医药卫生交流协会妇科专委会常务委员，中国整合医学大会整合妇产科学会常务委员及整合盆底学会委员，美国腹腔镜内镜外科医师协会（SLS）2019年名誉主席及国际代表，美国妇科腔镜学会（AAGL）会员，"中国-澳大利亚-亚太地区微创妇科论坛"专家委员会副主席，中国整形美容协会女性生殖整复分会生殖整形手术专业学组委员，深圳市众循精准医学研究院理事，深圳市医学继续教育中心兼职教授。

原创"腹腔镜腹膜阴道成形术——罗湖术式"系列手术方法在国内领先，实施各类女性生殖道畸形手术2000例以上。1985年获全国少数民族地区先进科技工作者，1995

年及 1997 年两次获湖南省科技进步奖，2006 年获深圳市科技创新奖，2007 年获深圳市"科技创新能手"称号，2010 年获"恩德思医学科学技术奖"一等奖，2016 年获"中国妇产科网手术视频大赛"三等奖，2017 年获美国腹腔镜内镜外科医师协会（SLS）"医学教育与培训贡献终身成就奖"，2017 年获"世界妇产和不孕不育医学争议大会（COGI）"大会奖。

担任《妇科腹腔镜手术学图谱》《阴道成形术》主编，参编《女性生殖器官发育异常的微创手术及图谱（中文版及英文版）》《实用妇科腹腔镜手术学》《妇科内镜学（第二版）》《女性盆底疾病掌中宝》，发表学术论文 40 余篇，进行了多种术式创新及器械创新，并获得国家专利 4 项。

主编简介

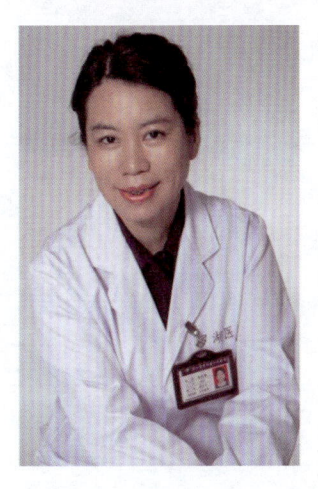

秦成路,主任医师,硕士研究生导师,深圳大学第三附属医院妇三科科室主任,盆底专科主任,女性生殖道畸形及青少年妇科主任。毕业于中山大学医学院临床医学系,获中山大学妇产科硕士学位,2010年赴德国坎普顿医学中心(KLINIKUM KEMPTEN)交流学习,2012—2014年到美国波士顿塔夫茨大学医学中心及密苏里大学医学院学习。中国医师协会妇产科医师分会委员,中华预防医学会盆底功能障碍防治专业委员会委员,广东省医师协会妇科内镜医师分会委员,广东省泌尿生殖协会盆底分会委员;广东省泌尿生殖协会性医学分会常务委员,美国妇科腔镜学会(AAGL)会员,美国腹腔镜内镜外科医师协会(SLS)国际代表。长期从事妇产科临床工作,有丰富临床经验,擅长腹腔镜和宫腔镜治疗不孕不育、子宫肌瘤、卵巢囊肿、女性生殖道畸形、盆底功能障碍性疾病等。在国内外核心期刊发表论文多篇，专著2部，主持多项科研项目。2006年获得深圳市科技进步奖，2010年获得恩德思医学科学技术进步奖。

内容提要

《子宫肌瘤 100 问》是中华医学健康科普工程系列丛书之一，由本领域权威专家黄胡信教授、罗光楠教授、秦成路教授组织多位临床经验丰富的妇科医师，融入自己丰富的临床经验和成果撰写而成。

本书围绕子宫肌瘤的常见问题进行阐述，包括子宫肌瘤的概念、症状、问诊与检查、治疗方法、手术适应证、术前准备与术后康复、术后并发症的处理、术后复发与预防等，并对大众关心的诸如子宫肌瘤和妊娠、恶变的相关问题予以解答。本书实用性强、通俗易懂，便于大众读者理解和阅读。同时，年轻的妇产科医师、护士及其他专业的医护人员通过本书也可清楚地了解这些问题所包含的专业知识，以便于更好地为大众提供通俗易懂的专业咨询和卫生保健知识。

前　言

本书是关于子宫肌瘤的大众科普书籍。子宫肌瘤是亚洲人群常见病，在我长期的工作实践中，一些接受我诊疗服务的患者子宫体积增大且出现压迫症状，同时伴有严重的贫血，甚至发生恶变，但也有一部分患者子宫肌瘤大或为多发子宫肌瘤却没有临床症状。有的患者被诊断为子宫肌瘤需要进行手术，而有的患者被诊断为子宫肌瘤却不需要手术治疗。对此很多患者心里存在大量的问题，其实医生是根据患者不同情况给出不同的答案，尤其是否需要手术及采取何种手术类型。患者也会向身边的朋友寻求帮助和建议，但朋友可能给予的是误导性的建议。而从网络上搜索得到的是教科书式的答案，并不适用于现实情况。作为一位资深的妇产科医生，我的患者向我询问了大量的问题，我一直把这些问题记录在笔记本中。我相信本书会对解答一部分患者的问题有所帮助。

每个人的问题不同，尤其是对不同的个体而言，如果你在本书中找不到答案，可以向医生或其他专业人士寻求帮助。本书所列问题的答案是基于一批资深医生的经验和实践，尽管一部分回答不一定具有广泛性或存在一些偏倚，但相信本书能为广大的子宫肌瘤患者提供一些帮助。

黄胡信
2021年3月

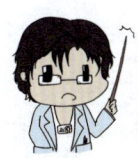

目　录

第1章　子宫肌瘤简介 …………………………………… 1
  1　什么是子宫肌瘤？ ………………………………… 1
  2　如何认识子宫和月经的关系？ …………………… 2
  3　为什么会发生子宫肌瘤？ ………………………… 3
  4　子宫肌瘤会长在什么地方？ ……………………… 3
  5　谁会患子宫肌瘤？ ………………………………… 3

第2章　子宫肌瘤的症状和体征 ………………………… 5
  6　我怎么判断自己是否患上子宫肌瘤？ …………… 5
  7　月经量多、贫血，是否意味着我有子宫肌瘤？ … 5
  8　子宫肌瘤是否会让我觉得痛或不舒服？ ………… 7
  9　我感觉到下腹部有个肿物，这是子宫肌瘤吗？ … 7
  10　如何确定子宫肌瘤发生了多长时间？ …………… 8
  11　我有排尿困难，是否意味着已患子宫肌瘤？ …… 8
  12　我有便秘，这和子宫肌瘤有关系吗？ …………… 9
  13　子宫肌瘤会导致肾功能衰竭吗？ ………………… 9
  14　我有坐骨神经痛，是否意味着已患子宫肌瘤？ … 10

第3章　子宫肌瘤的问诊与检查 ………………………… 11

15	如果医生怀疑我有子宫肌瘤，他们会问什么问题？	11
16	子宫肌瘤患者需要做什么检查？	11
17	超声检查诊断子宫肌瘤是否可靠和准确？	12
18	子宫肌瘤患者需要做磁共振成像检查吗？	12
19	验血能够检查出子宫肌瘤吗？	13

第 4 章　子宫肌瘤的手术适应证和术前准备 ······ 14

20	我接近绝经了，还需要做手术吗？	14
21	如果被诊断为子宫肌瘤，我什么时候需要接受治疗？	15
22	手术前我需要接受什么样的治疗？	15
23	子宫肌瘤手术患者术前及术后需要注意什么？	16
24	子宫肌瘤手术患者住院需要多长时间？	16

第 5 章　子宫肌瘤的治疗——药物治疗和手术治疗 ······ 17

25	子宫肌瘤的治疗方法包括哪些？	17
26	子宫肌瘤的药物治疗包括哪些？	18
27	子宫肌瘤的手术治疗包括哪些？	19
28	开腹手术治疗子宫肌瘤是怎么样的？	20
29	微创手术如何治疗子宫肌瘤？	20
30	宫腔镜手术可治疗哪种类型的子宫肌瘤？	21
31	什么是阴式手术治疗子宫肌瘤？	21
32	如果我被诊断为子宫肌瘤，需要切除子宫吗？	22
33	我应该接受子宫切除术还是子宫肌瘤剔除术？	22
34	为什么医生建议我把子宫切除？	23

35 什么情况下我可以选择做子宫肌瘤剔除术? ……… 24
36 如果要切除子宫肌瘤,我可以保留卵巢吗? ……… 25
37 我可以在子宫切除术中保留子宫颈吗? ………… 25
38 我该如何决定接受哪种手术? …………………… 26
39 如果我仅做了子宫肌瘤剔除术,想保留子宫,
会有什么后果呢? ………………………………… 27
40 治疗子宫肌瘤的"海扶刀"是什么? …………… 27
41 使用"海扶刀"治疗子宫肌瘤的好处在哪里? … 28
42 "海扶刀"效果好,为什么医生不向我推荐? … 28
43 "海扶刀"治疗后我还需要接受其他手术治疗吗? … 29
44 什么是子宫动脉介入治疗? ……………………… 30
45 为什么医生不向我推荐子宫动脉介入治疗? …… 31
46 我不想做手术,还有其他的治疗方法吗? ……… 32
47 我有子宫肌瘤,能够吃避孕药进行避孕吗? …… 32

第 6 章　子宫肌瘤的术后康复 ……………………… 34
48 手术后我需要多长时间才能康复? ……………… 34
49 出院后我需要吃药吗? …………………………… 34
50 手术后需要随访吗? ……………………………… 35
51 如果我接受了子宫切除手术,术后需要注意什么? … 35
52 如果我接受了子宫肌瘤剔除术,术后需要注意
什么? ……………………………………………… 38

第 7 章　子宫肌瘤术后并发症的处理 ……………… 39
53 子宫肌瘤剔除术的手术并发症有哪些? ………… 39

54 "海扶刀"治疗过程中和治疗后会有什么不良反应和并发症? ………… 40

55 接受子宫动脉介入治疗后可能的并发症有哪些? … 41

第8章 子宫肌瘤的术后复发与预防 ………… 43

56 手术后子宫肌瘤的复发率有多高? ………… 43

57 "海扶刀"治疗子宫肌瘤会复发吗? ………… 44

58 子宫动脉介入治疗子宫肌瘤会复发吗? ………… 44

59 子宫肌瘤术后如何发现子宫肌瘤复发? ………… 45

60 如何避免子宫肌瘤的复发? ………… 45

61 如何通过饮食来预防子宫肌瘤的复发? ………… 46

62 有一些中成药是否能够预防子宫肌瘤的复发? …… 46

第9章 子宫肌瘤与妊娠 ………… 47

63 我有子宫肌瘤,但是怀孕了,该怎么办? ………… 47

64 妊娠期间发生子宫肌瘤有什么影响? ………… 48

65 我最近流产了,需要切除子宫肌瘤吗? ………… 49

66 妊娠时我有严重的腹痛症状,这和子宫肌瘤有关吗? ………… 50

67 子宫肌瘤会影响我顺产吗? ………… 50

68 生产前查出有子宫肌瘤,需要剖宫产吗? ………… 51

69 剖宫产可以同时切除子宫肌瘤吗? ………… 51

70 妊娠前接受了子宫肌瘤剔除术,我分娩时需要剖宫产吗? ………… 52

71 我想怀孕,需要在怀孕前切除子宫肌瘤吗? ……… 53

第 10 章　子宫肌瘤的恶变 ………………………… 54

- 72　子宫肌瘤是否和普通肿瘤一样? ………………… 54
- 73　子宫肌瘤是否会恶变? …………………………… 55
- 74　我发现子宫肌瘤很长时间了,会恶变成肌瘤肿瘤吗? …………………………………………… 55
- 75　我已经绝经了,子宫肌瘤会进展为肌瘤肿瘤吗? … 56
- 76　通过什么检查能够提示子宫肌瘤为恶性可能吗? … 56
- 77　如何判断肌瘤肿瘤? ……………………………… 56
- 78　肌瘤肿瘤是一种严重的肿瘤吗? ………………… 57
- 79　子宫肌瘤肿瘤的治疗方法是什么? ……………… 57
- 80　妊娠期发现患子宫肌瘤,能继续妊娠吗? ……… 57
- 81　如何较早发现子宫肌瘤恶变成肌瘤肿瘤? ……… 58
- 82　子宫肌瘤切除后需要做化疗吗? ………………… 58
- 83　我被诊断为肌瘤肿瘤,有生命危险吗? ………… 59
- 84　我已经生育过,发现子宫肌瘤时需要马上切除子宫吗? …………………………………………… 59

第 11 章　子宫腺肌瘤与子宫腺肌病 ……………… 60

- 85　什么是子宫腺肌瘤? ……………………………… 60
- 86　什么是子宫腺肌病或子宫腺肌瘤? ……………… 60
- 87　子宫腺肌病或子宫腺肌瘤是怎么发生的? ……… 61
- 88　子宫腺肌病或子宫腺肌瘤的症状是什么? ……… 61
- 89　为什么子宫腺肌瘤会导致大出血和痛经? ……… 61
- 90　子宫腺肌瘤会影响妊娠吗? ……………………… 62

91	如何诊断子宫腺肌瘤？应做哪些检查？	62
92	如何鉴别子宫腺肌瘤与子宫肌瘤？	62
93	子宫腺肌瘤的手术治疗策略是什么？	63
94	医生告诉我需要做子宫切除才能治疗子宫腺肌瘤，子宫切除是唯一的手术治疗方式吗？	63
95	我不希望做手术，医生如何帮我控制痛经和月经过多的症状？	64
96	医生告诉我放置宫内节育器能帮助缓解症状，什么是宫内节育器？它是如何发挥作用的？	64
97	高强度聚焦超声消融术能够像手术一样治疗子宫腺肌瘤吗？	64
98	高强度聚焦超声治疗的原理及其在治疗子宫腺肌病中的应用前景如何？	65
99	子宫腺肌瘤手术治疗后会复发吗？如何防止子宫腺肌瘤的复发？	65
100	子宫腺肌瘤体积较小，它会恶变为肿瘤吗？应该如何处理它？	66

第1章 子宫肌瘤简介

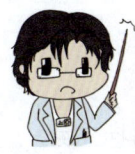

1 什么是子宫肌瘤？

子宫肌瘤即"子宫平滑肌瘤"，是女性生殖器官中最常见的良性肿瘤，也是人体中最常见的肿瘤之一，又称为纤维肌瘤、子宫纤维瘤。子宫肌瘤多见于30~50岁的育龄期妇女，据资料统计，30%~40%的35岁以上女性会发生子宫肌瘤，但由于多数子宫肌瘤患者无症状或症状不明显，常未能发现。子宫肌瘤多为良性肿瘤，患者不必有过重的思想负担，建议女性定期做妇科常规检查。

2 如何认识子宫和月经的关系？

月经是指有规律的子宫出血，是生殖功能成熟的标志之一。以出血第1天为月经周期的开始，2次月经第1天的间隔时间称为月经周期。女性的月经周期一般较为规律，为28~30日。月经持续时间一般为2~7天，月经量的多少因人而异，一般月经在第2~3天出血量最多。子宫病变如子宫肌瘤可致月经改变，如果出现月经周期、月经量异常，就需要警惕并及时就医。

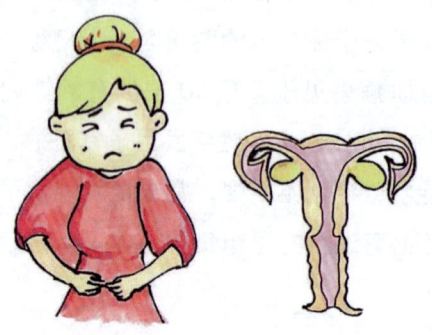

3 为什么会发生子宫肌瘤？

子宫肌瘤发生的确切病因不明，根据临床观察和实验结果表明，子宫肌瘤是一种激素依赖性肿瘤，雌激素是促进肌瘤生长的主要因素，生长激素和人胎盘催乳素等也与肌瘤生长有关。另外，子宫肌瘤的发生还与遗传、个体有关。总之，子宫肌瘤是多种因素作用的结果。

4 子宫肌瘤会长在什么地方？

子宫肌瘤常为多发性，可发生在子宫的不同位置。子宫肌瘤的类型包括肌壁间肌瘤、浆膜下肌瘤、黏膜下肌瘤、子宫颈肌瘤等。肌壁间肌瘤位于肌壁内，临床上最为常见。黏膜下子宫肌瘤容易引起月经改变，需要及早治疗。

5 谁会患子宫肌瘤？

子宫肌瘤常见于30~50岁女性，20岁以下女性少见。目前估计育龄期的女性患病率可达 25%，资料统计的发病率可达 50% 以上，妊娠合并子宫肌瘤的发生率为 0.1%~3.9%。一些患者患有子宫肌瘤，但无自觉症状，体检时才被发现。部分人群甚至终身未发觉患病，故临床报道的子宫肌瘤患病率远低于真实患病率。

研究表明，子宫肌瘤有一定的家族聚集倾向，直系亲属若患子宫肌瘤，其患病率比没有家族史的高出 4 倍多，发病年龄及出现临床症状时间和手术年龄均会早于无家族史病例。

第2章 子宫肌瘤的症状和体征

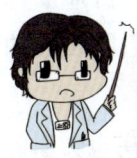

6 我怎么判断自己是否患上子宫肌瘤?

子宫肌瘤患者一般没有明显的临床症状,往往在体检的时候偶然发现。患者是否出现症状,与子宫肌瘤的生长部位、生长速度及子宫肌瘤有无变性有关,如果你出现以下症状,需要警惕是否患子宫肌瘤:①月经量增多;②下腹部发现包块;③出现尿频、尿急、便秘,双下肢水肿或下腹酸痛症状;④腹痛或痛经;⑤不孕或反复流产。如有上述情况,请去妇科专科就诊,通过做 B 超检查可以初步诊断。

7 月经量多、贫血,是否意味着我有子宫肌瘤?

月经量多与子宫肌瘤有关,引起月经量过多的子宫肌瘤类型多为肌壁间肌瘤和黏膜下肌瘤,除了月经量多外,往往同时伴有月经周期延长或不规则的阴道出血。这两种类型的子宫肌瘤导致子宫内膜的面积增大，阻碍子宫收缩并影响子宫血液循环而使内膜充血，由于长期反复出血，女性常出现不同程度的贫血。

除了子宫肌瘤会引起月经量增多外，其他妇科疾病也会引起这些问题，如①子宫内膜息肉：子宫内膜息肉是一种慢性炎症性的病变；②子宫颈癌：最初的症状是性交后出血，月经前后尤其突出。因此，不管是何种原因引起的月经量增多，建议患者及时就诊检查。

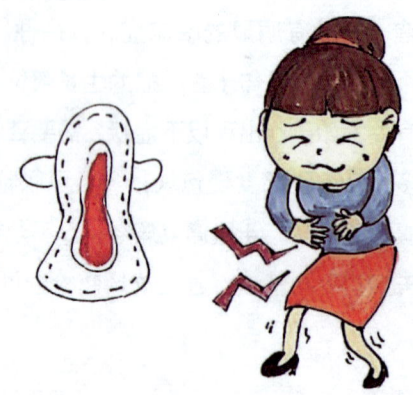

8 子宫肌瘤是否会让我觉得痛或不舒服？

因子宫肌瘤引起的下腹部疼痛并不多见，因此，子宫肌瘤患者一般没有症状。下腹部疼痛一般是增大的子宫肌瘤压迫盆腔神经所致。带蒂的黏膜下肌瘤会在子宫腔内引起宫缩从而导致疼痛，当黏膜下肌瘤堵塞子宫颈管，影响经血外流，可引起痛经。另外一种情况是带蒂的浆膜下肌瘤发生扭转可能引起强烈的腹痛。特殊情况下，如妊娠期间，子宫肌瘤因充血发生红色瘤变、扭转或感染，患者会出现强烈的腹痛。因此，下腹部疼痛是子宫肌瘤患者的一种临床症状。

9 我感觉到下腹部有个肿物，这是子宫肌瘤吗？

如果浆膜下子宫肌瘤或肌壁间子宫肌瘤增大，盆腔的空间有限，当肌瘤超越盆腔时，患者会感觉下腹部有个肿物，甚至可在体表摸到。其他疾病也会出现这种表现，如子宫腺肌病，子宫整体增大，或者两侧卵巢有肿物，以上都可能出现下腹部肿物。

10 如何确定子宫肌瘤发生了多长时间？

子宫肌瘤的生长没有绝对的规律可循，可能发生时间长短不一，但多数子宫肌瘤生长缓慢。激素分泌旺盛是引发子宫肌瘤的原因之一，不当的饮食习惯也可导致子宫肌瘤生长加速，特别是含雌激素的化妆品和保健品。年轻女性由于体内的激素水平高，再摄入大量激素，肌瘤受刺激后会快速长大。

11 我有排尿困难，是否意味着已患子宫肌瘤？

子宫肌瘤的生长部位、数量、大小等情况不同可引起不同的症状，但大多数子宫肌瘤患者并没有明显的临床症状。这导致大多数女性并不知道自己患有子宫肌瘤，当子宫肌瘤太大，压迫到膀胱、输尿管，可能会出现排尿困难。由此可见，大的子宫肌瘤压迫膀胱、输尿管是引起排尿困难的原因之一，但也可能由其他原因造成，建议及时就诊，通过医生的检查确定排尿困难是否因子宫肌瘤而引起。

12 我有便秘，这和子宫肌瘤有关系吗？

子宫位于直肠和膀胱之间，子宫肌瘤使子宫体积增大，如果子宫肌瘤生长的位置在子宫后壁，靠近直肠，增大的子宫肌瘤会压迫直肠，导致排便不畅引起便秘。当然，引起便秘的原因有很多，子宫肌瘤对直肠的压迫仅仅是其中一个，当您出现经常性便秘时，应该及时就诊，排除是否患有子宫肌瘤。

13 子宫肌瘤会导致肾功能衰竭吗？

肾位于左右两侧，主要功能是产生尿液，经过输尿管、膀胱后经尿道排出。当输尿管堵塞，尿液不能正常排出，引起尿液在肾脏内潴留，时间一长就会使肾功能异常，甚至引起肾功能衰竭。

子宫位于直肠和膀胱之间，子宫肌瘤会导致子宫体积增大，如果子宫肌瘤生长的位置在子宫侧壁，靠近输尿管，增大的子宫肌瘤会压迫输尿管，导致输尿管狭窄甚至堵塞，引起尿液在肾脏潴留，时间越长，肾功能受到的影响越大，甚至出现肾功能衰竭。如果子宫肌瘤压迫了一侧输尿管，会引起该侧肾功能的问题，如果子宫肌瘤压迫了双侧输尿管，则两侧肾功能都会受到影响，不过，临床上这种情况很少见。

14 我有坐骨神经痛，是否意味着已患子宫肌瘤？

人体的结构中，双侧下肢的神经和血管经由盆腔向下分叉下行，坐骨神经是人体最粗大的神经，其走行部位由于各种原因的刺激和压迫，均可引起坐骨神经痛。常见的原因包括：坐骨神经炎、腰椎间盘突出症、脊椎滑脱等，一些妇科疾病如子宫附件炎、子宫肌瘤，妊娠后期也会引起坐骨神经痛。由此可见，子宫肌瘤是引起坐骨神经痛的原因之一，但不是常见的原因。因此，发生坐骨神经痛首先应请骨科医生做详细检查予以鉴别。

第3章

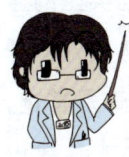

子宫肌瘤的问诊与检查

15 如果医生怀疑我有子宫肌瘤，他们会问什么问题？

医生通过问您问题，能够从回答当中对您的病情进行判断和评估，对于怀疑患子宫肌瘤者，医生一般会问以下几个问题：①月经周期及持续时间是否有改变；②月经量是否增多；③是否有头晕、眼花等贫血症状；④是否有痛经及性交痛；⑤是否有不孕史；⑥是否有尿频、便秘等症状。

16 子宫肌瘤患者需要做什么检查？

诊断子宫肌瘤有几种不同的检查方式，最常用的是超声检查，通过超声检查，能够显示子宫的大小，形状，肌瘤的数目、部位、大小及肌瘤内部是否均匀或者液化、囊变等。超声检查一方面能够诊断子宫肌瘤，另外一方面也能为进一步区别肌瘤是否有变性提供参考证据，又有助于与卵巢的肿物或者其他类型的盆腔内肿块相鉴别。磁共振成像（MRI）对病情诊断也有良好的帮助，可以精准地确定子宫肌瘤的位置及数目。超声检查是首选，因为方便准确、价格便宜、无创。病情需要时，医生才会建议做 MRI。

17 超声检查诊断子宫肌瘤是否可靠和准确？

超声检查是诊断子宫肌瘤最常用的手段，对于直径>2 cm 的子宫肌瘤，超声检查是可靠、准确的。三维彩色超声检查可以准确地判定肌瘤的大小、位置，以及确定子宫肌瘤是否向子宫腔内突出，对于肌瘤的治疗也起到指导作用。

18 子宫肌瘤患者需要做磁共振成像检查吗？

如果怀疑子宫肌瘤有恶变可能，磁共振成像尤其是增强延迟显像的磁共振成像检查能够帮助鉴别子宫肌瘤和子宫肉瘤。除此以外，磁共振成像检查可以清楚地反映出病变肿瘤细胞侵入肌层的范围，也能够帮助手术医生在手术前了解子宫肌瘤的位置，以便制订合适的治疗方案，在手术中准确找到子宫肌瘤，彻底切除以减少残留。

19 验血能够检查出子宫肌瘤吗？

子宫肌瘤的诊断主要依靠影像学手段，单纯的验血是不能判断出是否有子宫肌瘤的，需要通过超声等影像学检查进行确诊。如果经过超声等影像学检查后确诊为子宫肌瘤，需要进一步治疗，通过血常规、凝血功能、性激素水平等方面的检查，能够综合评估您的身体状况，为选择治疗方案提供参考依据。

第4章 子宫肌瘤的手术适应证和术前准备

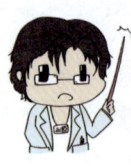

20 我接近绝经了,还需要做手术吗?

根据临床观察,绝经后由于性激素水平下降,大部分的子宫肌瘤可自行缩小,如果体积较小,甚至可能逐渐消失。但是每个人的绝经时间都不一样,如果患者年龄已经快50岁但还没绝经,子宫肌瘤体积很大且呈持续性增长,此时,仍然建议行手术治疗。如果因子宫肌瘤增大引起压迫症状(如压迫膀胱引起尿急、尿频,压迫直肠引起便秘),或者月经量增多引起重度贫血、肌瘤变性引起腹痛等,也建议行手术治疗。

21 如果被诊断为子宫肌瘤,我什么时候需要接受治疗?

子宫肌瘤的发病率高,大多数子宫肌瘤患者是不需要做手术的。只有出现下列情况,才考虑采用手术治疗:

(1) 月经量过多,已导致贫血,且药物治疗无效。

(2) 有明显的痛经,且药物治疗无效。

(3) 有不孕和多次流产史,且经过检查,考虑不孕和流产的原因与肌瘤有关。

(4) 子宫肌瘤较大,压迫到膀胱或直肠,导致小便次数明显增多及便秘。

(5) 短期内子宫肌瘤生长迅速,担心子宫肌瘤变为恶性。

(6) 绝经后子宫肌瘤还继续增大。

22 手术前我需要接受什么样的治疗?

手术前患者需要完成一些术前常规的检查以保障手术能顺利进行,比如血液学检查、胸部X线片、心电图检查等。如果没有手术禁忌证,可以安排手术,不需要接受其他额外治疗。

23 | 子宫肌瘤手术患者术前及术后需要注意什么？

入院后要完善各项术前检查，排除手术禁忌证。术前应该沐浴清洁皮肤、预防切口感染。术前1天半流质饮食，手术当日早晨禁食水，防止误吸。保证睡眠充足，调整好心态，消除紧张情绪。术后禁食6小时，之后可进流质饮食，排气后逐渐改为普通饮食。

24 | 子宫肌瘤手术患者住院需要多长时间？

子宫肌瘤手术方式有很多种，如开腹手术、腹腔镜、宫腔镜、介入治疗和超声消融手术等。传统的开腹手术，患者一般需要住院5~7天。腹腔镜、宫腔镜、介入治疗手术等，患者需住院2~5天。根据患者实际的恢复情况决定住院时间。患者术后以抗感染治疗为主，要保持切口的清洁卫生，要多饮水，多吃有营养的食物来促进恢复，忌辛辣、刺激性、生冷的食物。

第 5 章

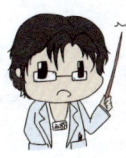

子宫肌瘤的治疗——药物治疗和手术治疗

25 子宫肌瘤的治疗方法包括哪些？

子宫肌瘤的治疗方法需要根据肌瘤的大小、位置及患者的自身情况进行考虑，一般可分为药物治疗和手术治疗。对于子宫肌瘤直径<5 cm（若有生育的要求，子宫肌瘤的直径要<3 cm），而且没有症状者，一般不需要治疗，尤其是年龄接近绝经期的女性，可每3~6个月随访1次，如果随访过程中子宫肌瘤的体积明显增大或出现其他症状可考虑进一步治疗。目前暂无明确的药物推荐。

26 子宫肌瘤的药物治疗包括哪些？

子宫肌瘤的药物治疗包括以下5个方面：

（1）促性腺激素释放激素激动剂（GnRH-a），目前临床上常用的GnRH-a有亮丙瑞林（抑那通）、戈舍瑞林（诺雷德）、曲普瑞林（达必佳）等。GnRH-a不宜长期持续使用，一般使用3～6个月，以免降低雌激素引起的严重更年期症状；也可同时补充小剂量雌激素对抗这种不良反应。

（2）米非司酮是一种孕激素拮抗剂，近年来临床上用于治疗子宫肌瘤，可使肌瘤体积缩小，但停药后肌瘤多再增大。

（3）达那唑可作为术前用药及治疗不宜手术的子宫肌瘤。停药后子宫肌瘤可长大。服用达那唑可造成肝功能损害，此外还可有雄激素引起的不良反应（体重增加、痤疮、声音低钝等）。

（4）他莫昔芬（三苯氧胺）可抑制子宫肌瘤生长，但长时间应用此药使个别患者子宫肌瘤反而增大，甚至诱发子宫内膜异位症和子宫内膜癌，应慎重选择。

（5）雄激素类常用药物有甲睾酮（甲基睾丸素）和丙酸睾酮（丙酸睾丸素），可抑制肌瘤生长。应注意使用剂量，以免引起男性化。

在子宫肌瘤患者出血期，若出血量多，还可用子宫收缩药（如缩宫素、麦角新碱）及止血药（如氨甲环酸、氨甲苯酸、巴曲酶、三七片等），可在一定程度上起辅助止血作用。

27 子宫肌瘤的手术治疗包括哪些？

子宫肌瘤的手术治疗方式包括子宫肌瘤切除术及子宫切除术，可经腹部也可经阴道进行，还可行内镜手术（宫腔镜或腹腔镜）。

手术方式及手术途径的选择取决于患者年龄、是否有生育要求、子宫肌瘤大小及生长部位，以及医疗技术条件等因素。常见的手术方式有以下3种：①子宫肌瘤剔除术；②子宫切除术；③子宫动脉栓塞术。

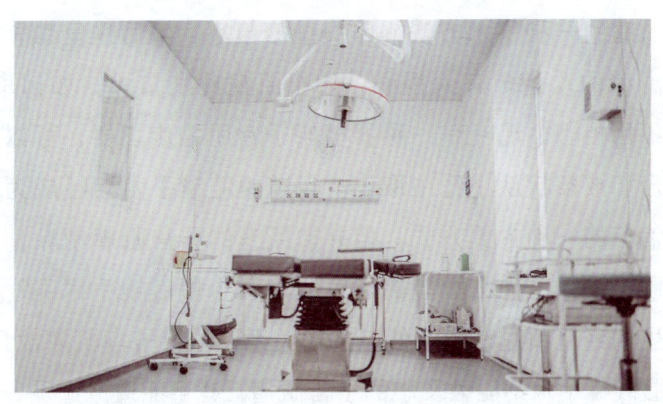

28 开腹手术治疗子宫肌瘤是怎么样的？

开腹手术是传统的手术方式，通常在下腹部做一个长 8~10 cm 切口（具体取决于子宫肌瘤的大小），该术式几乎适用于大部分类型的子宫肌瘤，但是创伤较大，患者术后恢复较慢。

29 微创手术如何治疗子宫肌瘤？

腹腔镜技术是近年来临床应用较多的一种手术方式，它是在腹壁上打 3~4 个直径为 0.5~2 cm 的孔，通过手术器械切除子宫肌瘤的一种手术方法，因腹壁瘢痕小，术后恢复快，因此受到患者的欢迎。有人担心，如果肌瘤比切口大，如何取出？其实不用担心，现在有一种器械叫子宫肌瘤旋切器，可以将子宫肌瘤切成条状从小孔中取出。目前腹腔镜手术已经成为子宫肌瘤治疗的一种主要方式。但并非所有的子宫肌瘤剔除都可通过腹腔镜进行，什么类型的子宫肌瘤适合腹腔镜手术呢？这个与医生的经验和医院的条件有密切关系，如果子宫肌瘤数量多，由于腹腔镜手术不能触及小的子宫肌瘤，有可能造成遗漏，或者导致手术困难。如果术前超声检查结果提示子宫肌瘤数量>5 个，则不建议选择腹腔镜手术。如果子宫肌瘤太大（直径>10 cm），那么手术时会出现出血多、缝合困难，也不建议首选腹腔镜手术作为治疗方案，应考虑开腹手术。如果患者肌瘤直径>10 cm，却想要选择腹腔镜手术，术前可考虑用药物来缩小子宫肌瘤的体积，但是药物费用较昂贵（每支 GnRH-a 针剂费用在 2000 元左右，需要 1~2 支）。

30 宫腔镜手术可治疗哪种类型的子宫肌瘤？

宫腔镜手术是一项非常成熟的技术，能够检查和治疗子宫腔发生的各种病变，对于特殊类型的子宫肌瘤也能治疗，最常用于治疗黏膜下子宫肌瘤。顾名思义，黏膜下子宫肌瘤是长在子宫内膜下的肌瘤，宫腔镜手术操作是首选的手术治疗方式。

31 什么是阴式手术治疗子宫肌瘤？

阴式手术治疗子宫肌瘤，指经阴道的子宫肌瘤剔除术或子宫切除术，是经过患者的自然孔道（阴道、子宫颈等部位）进行的手术方式，与传统手术方式相比，阴式子宫切除术和阴式子宫肌瘤剔除术的优点十分明显：①经阴道切除子宫或摘除子宫肌瘤，无须开腹，以最小的伤害程度打开腹膜，对肠道的干扰较小，术后肠梗阻的发生率低；②腹部无创口，腹壁上不留一点瘢痕；③患者术后疼痛轻，恢复快；④术后12小时就能离床活动并进食，5天后即可出院；⑤感染少，补液时间短，医疗费用低；⑥老年患者，尤其是心肺功能不全、有内科合并症的患者，对阴式手术的耐受性更好。

32　如果我被诊断为子宫肌瘤，需要切除子宫吗？

子宫肌瘤的治疗方案包括手术、药物和其他新式治疗方法，如介入治疗等。子宫肌瘤的发病症状和治疗方案的选择，不仅与子宫肌瘤的大小有关，而且由子宫肌瘤的数量、位置等因素决定。因此，是否需要切除子宫，医生须综合上述各方面的情况后再决定，同时须取得患者的同意。

33　我应该接受子宫切除术还是子宫肌瘤剔除术？

子宫肌瘤手术是选择子宫切除术还是子宫肌瘤剔除术主要依

据患者疾病的类型和患者的需求决定。

（1）子宫肌瘤切除术：子宫肌瘤切除而保留子宫的手术，主要适用于<40岁的年轻女性，希望保留生育功能者。适用患者包括：①肌瘤较大；②月经量过多；③出现压迫症状；④因子宫肌瘤造成不育者；⑤黏膜下肌瘤；⑥子宫肌瘤生长较快但无恶变者。

（2）子宫切除术：症状明显者，子宫肌瘤有恶性变可能且无生育要求者，宜行子宫切除术。子宫切除术可选用全子宫切除或次全子宫切除，年龄较大者，以全子宫切除为宜。术前须排除子宫颈恶性疾病的可能性。

34 为什么医生建议我把子宫切除？

患有子宫肌瘤的女性，如果出现以下症状要考虑子宫切除术。出现明显的临床症状：月经量多，贫血，尿频等压迫症状或短时间内子宫肌瘤迅速增大有恶性变可能者，患者若无生育要求，宜行子宫切除术。子宫切除术可选用全子宫切除或次全子宫切除，年龄较大的患者，以全子宫切除为宜。手术前要做子宫颈的相关检查，排除子宫颈恶性疾病的可能性。

35 什么情况下我可以选择做子宫肌瘤剔除术？

子宫肌瘤剔除术有一定的适应证，哪些类型的子宫肌瘤适合剔除？而哪些又相对不适合呢？您在和医生讨论子宫肌瘤剔除的时候需要考虑以下情况：

（1）子宫肌瘤是1个（单发子宫肌瘤）还是多个（多发子宫肌瘤）？相对来说，单发子宫肌瘤比较适合用腹腔镜来剔除，而多发子宫肌瘤，特别是子宫肌瘤数量较多，而且每个体积大小不一，通过腹腔镜剔除比较困难，此时要考虑开腹手术。如果为多发性子宫肌瘤，合并严重并发症，同时患者没有生育要求，那就不主张做子宫肌瘤剔除术，可考虑行子宫切除术。

（2）是肌壁间肌瘤、浆膜下肌瘤还是黏膜下肌瘤？肌壁间或浆膜下肌瘤可行腹腔镜或开腹手术治疗，黏膜下子宫肌瘤适用宫腔镜治疗。

（3）术后患者是否有生育需求？如果有生育需求，一般选择子宫肌瘤剔除术，对较大的或多发的子宫肌瘤行腹腔镜剔除术时需要权衡。对术后有生育需求、子宫肌瘤多发的妇女，建议开腹剔除，能把一些看不到但能摸到的子宫肌瘤彻底地剔除。

所以医生会根据您的具体情况来决定是否施行子宫肌瘤剔除术并保留子宫。

36　如果要切除子宫肌瘤,我可以保留卵巢吗?

子宫肌瘤手术的同时是否保留卵巢,要根据患者的年龄、是否临近绝经期及是否发现有卵巢的病变来决定。对于有卵巢癌或者乳腺癌家族史的患者,进行子宫切除或子宫肌瘤剔除术的同时,应建议预防性切除卵巢。如果卵巢功能正常,无卵巢癌或乳腺癌家族史者可保留卵巢。

37　我可以在子宫切除术中保留子宫颈吗?

子宫切除术是子宫肌瘤治疗方法中比较常用的方法,是否保留子宫颈,是一个值得医生和患者考虑的问题。子宫颈具有一定的功能,其含有雌激素受体,是雌激素作用的靶器官。卵巢分泌的雌激素可使其分泌黏液,起到润滑阴道的作用,防止全子宫切除术后的阴道干涩。全子宫切除术后患者的阴道长度,在不同程度上都有缩短,而且子宫切除过程中骶主韧带被切断,一部分患者会出现盆底松弛,甚至阴道顶端脱垂,影响患者术后生活质量。子宫颈对盆底具有承托的作用,采取保留子宫颈的子宫次全切除术,会避免上述问题的发生。但是,保留子宫颈手术术前一定要进行子宫颈癌筛查，确定子宫颈未发生癌变或癌前病变，且患者在术后依然要定期做子宫颈癌筛查。

38 我该如何决定接受哪种手术？

选择何种途径（开腹、腹腔镜或是阴式手术）进行手术，须依据患者具体情况，如子宫肌瘤的大小、数量、生长位置，是否有生育要求及就诊的医院条件而决定。

子宫肌瘤的手术有两种，一种是剔除肌瘤保留子宫的子宫肌瘤剔除术，另外一种是子宫切除术。两种手术有不同的适应证。选择何种手术方式还要根据患者的年龄、生育要求。年轻的女性，有生育要求的，一般是行子宫肌瘤剔除术；而对于年龄接近绝经、无生育要求的患者，多发性子宫肌瘤或巨大的子宫肌瘤患者应选择子宫切除术。无生育要求的患者如果愿意还可尝试聚焦超声消融治疗或动脉栓塞治疗。任何保留子宫的手术都有复发的风险。据统计，单发子宫肌瘤剔除术后5年的复发率为15%，多发子宫肌瘤剔除术后5年复发率为30%。

39 如果我仅做了子宫肌瘤剔除术,想保留子宫,会有什么后果呢?

子宫切除术仍然是目前子宫肌瘤手术治疗特别是多发性子宫肌瘤或巨大子宫肌瘤患者的主要治疗方式。切除子宫的主要优点是无子宫肌瘤复发及其他子宫疾病的风险,缺点是失去子宫。子宫肌瘤剔除术,可保留子宫,优点是保持盆底结构的完整性,保留子宫功能,但存在发生其他子宫疾病的风险,如子宫肌瘤复发、子宫腺肌病、子宫颈癌、子宫内膜癌。如果患者术后有生育需求,妊娠期有子宫破裂的风险。因此,即使选择保留子宫,术后也需定期复查。

40 治疗子宫肌瘤的"海扶刀"是什么?

"海扶刀"是指高强度聚焦超声治疗,利用超声波具有方向性、组织穿透性和聚焦性,从体外消融体内病灶的治疗方式。"海扶刀"将B超监测和超声治疗融合在一起,在B超实时监控下将高强度的超声波从体外聚焦到体内病灶上,让病灶形成凝固性坏死,从而达到治疗子宫肌瘤的目的。"海扶刀"治疗子宫肌瘤的优势是可在体外治疗体内的子宫肌瘤。目前来讲,这也是治疗子宫肌瘤创伤最小的方式。

41 使用"海扶刀"治疗子宫肌瘤的好处在哪里？

"海扶刀"能够从体外对病灶进行治疗，"无创"保留生育能力和盆底结构功能完整性。"海扶刀"治疗是现有治疗中对生育功能影响最小的治疗方式。超声波焦点小，治疗过程中有B超实时监控，治疗时只损伤病变组织，对卵巢和子宫正常组织都几乎无影响。"海扶刀"无切口，从体外灭活子宫肌瘤，不会造成术后粘连而影响生育。另外，"海扶刀"利用超声波作为能量，无辐射，也不会对身体造成不良影响。利用"海扶刀"技术也可以提前干预无手术指征的子宫肌瘤的生长，避免日后手术。

42 "海扶刀"效果好，为什么医生不向我推荐？

每一种治疗方法都有自己的适应证，"海扶刀"治疗不是万能的。以下情况的子宫肌瘤不建议进行"海扶刀"治疗：处于妊娠期和月经期的妇女；怀疑恶性肿瘤的患者或子宫肌瘤短期内生长迅速不能排除恶性者；出现严重的阴道出血者；盆腔急性炎症患者；难以控制的系统性疾病患者；不能俯卧 2 小时的患者；带蒂的子宫肌瘤因其形成凝固性坏死后不利于吸收，一般也不建议"海扶刀"治疗。

总体来讲，目前子宫肌瘤的治疗方式有很多，在选择时，建议患者全面了解各种治疗方式，选择最适合自己、对身体伤害最小的治疗。

43 "海扶刀"治疗后我还需要接受其他手术治疗吗？

"海扶刀"治疗后病灶瘤体体积呈现出逐渐缩小的趋势，并且随着时间的推移，术后 6 个月、1 年的治疗效果较术后 3 个月显著提高，有少部分患者子宫肌瘤缩小程度不明显或再次复发，可以再次接受"海扶刀"治疗。但并非所有的病例都有良好的治疗效果。有一部分患者的子宫肌瘤没有明显变化甚至增大，还有一部分患者子宫肌瘤复发而且数量增多，这些情况往往不适合再次接受"海扶刀"治疗，应行子宫肌瘤剔除术或子宫切除术。"海扶刀"技术在临床的应用还需持续积累临床经验，因此目前尚未全面推广。

44 什么是子宫动脉介入治疗？

血管性介入治疗（以下简称介入治疗）是指在医学影像设备的引导下，结合临床治疗学原理，经血管应用导管等器材治疗疾病的一系列技术。

妇科常用的技术就是子宫动脉栓塞术，它是血管性介入治疗技术的一种，其基本原理是通过阻断子宫的主要供血动脉——子宫动脉，使血管丰富、缺血缺氧较正常组织敏感性高的子宫肌瘤组织坏死、溶解、吸收，而子宫正常组织栓塞后其他交通支的开放提供少量的血液而不会坏死。子宫肌瘤的血供来源于双侧子宫动脉，子宫动脉分支在子宫肌瘤周围假包膜内形成丰富的血管网，并有放射状分支进入子宫肌瘤内部，随子宫肌瘤增大，血管增粗增多。子宫肌瘤的这些血供特点使其适合于栓塞治疗。子宫肌瘤在介入治疗后病理学上表现为变性、坏死、吸收，在临床上表现为肌瘤的缩小和（或）消失。由于其创伤小，恢复快，住院时间短，能完好地保留子宫功能，避免了手术的创伤及术后并发症，症状改善上的效果与手术相媲美，故易于被患者接受，特别是那些想保留子宫或不愿接受手术治疗的年轻患者。

45 为什么医生不向我推荐子宫动脉介入治疗？

虽然子宫动脉介入治疗优点很多，如创伤小、恢复快、不需接受手术治疗，但并不是所有子宫肌瘤患者都适合做介入治疗。

介入治疗的适应证包括：①黏膜下肌瘤，有蒂的黏膜下肌瘤和肌层表浅的黏膜下肌瘤治疗后易脱落，肌层较深的则体积缩小、消失。②肌壁间肌瘤，因肌瘤的周围被较厚的肌层包裹，具有较好的血供，肌瘤坏死易被吸收。③浆膜下肌瘤，与黏膜下肌瘤相反，有蒂的肌瘤和肌层表浅的肌瘤失去血供后易脱落至腹腔，不适合做介入治疗，而肌壁间较深的肌瘤则适合做介入治疗。子宫动脉介入治疗存在禁忌证：①穿刺部位感染，盆腔炎或阴道炎未治愈者；②心、肝、肾等重要器官严重功能障碍；③急性炎症期或体温>37.5 ℃；④妊娠期患者或可疑妊娠者、严重动脉硬化或高龄患者；⑤怀疑子宫平滑肌瘤肉瘤者，与卵巢（附件）肿块无法鉴别者；⑥带细蒂的浆膜下子宫肌瘤；⑦阔韧带肌瘤及游离的子宫肌瘤；⑧子宫动静脉瘘；⑨有严重凝血功能障碍；⑩对栓塞剂过敏的患者均不能选择介入手术治疗。

子宫动脉介入治疗是血管性介入手术的一种，一般由有资质的放射介入医生实施，很少由妇产科医生实施，而且实施介入治疗也存在一定的风险，因此，目前子宫动脉介入治疗并不是一种临床上普遍应用的治疗方式。

46 我不想做手术，还有其他的治疗方法吗？

子宫肌瘤的非手术治疗主要有 3 种方式：药物治疗、介入治疗及期待治疗。药物治疗详见前面有关治疗的详细说明。

期待治疗，是非手术治疗的方式之一，即指不进行任何医疗干涉，只定期观察随访，一般适用于子宫肌瘤小且无症状者，尤其适于围绝经期的患者。如果在期待治疗期间出现子宫肌瘤迅速长大或出现其他明显症状时，建议采取适当医疗干预。

47 我有子宫肌瘤，能够吃避孕药进行避孕吗？

子宫肌瘤是一种激素依赖性的疾病，它的发生和发展与体内的雌激素水平有着一定的联系。口服避孕药是目前较为常用的避孕方式之一，其有效成分是雌激素和孕激素。口服避孕药和子宫肌瘤之间的关联性目前还没有足够的循证医学证据来解释。有人认为，口服避孕药雌激素含量低，但是其含有的孕激素可能会促进子宫肌瘤的发展，为了安全起见，不宜服用口服避孕药。

但是，对于年轻、月经量多、子宫肌瘤小又有避孕需求的患者，口服避孕药能够有效控制月经量，同时又具备避孕的效果，但在使用过程中应定期监测子宫肌瘤的生长情况。

第6章

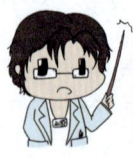

子宫肌瘤的术后康复

48 手术后我需要多长时间才能康复？

目前,治疗子宫肌瘤的手术是常见手术,但每位患者情况不同,手术难易程度也不同,因此术后恢复时间就不同。子宫肌瘤剔除术术后6小时即可进食,当天可下地活动,术后1周就可以逐步恢复常规工作;子宫切除术,建议患者休息1个月,根据患者自身情况选择合适的康复计划。

49 出院后我需要吃药吗？

子宫肌瘤患者术后以随访为主,无特殊情况不需要吃药,患者如果做了预防性卵巢切除,术后需要给予性激素补充治疗。中医中药在术后恢复中的作用无确切的证据支持,因此本书不做具体推荐。

50 手术后需要随访吗？

无论是哪一种治疗方案，子宫肌瘤患者术后都需要定期随访，随访的目的因手术方案不同而有所不同，但原则是评估术后患者的恢复情况，监测术后是否有并发症发生，改善及促进患者的预后。

对于子宫切除的患者而言，进行术后随访的重点在于评估子宫切除术后可能出现的并发症及早期预防，如及时进行盆底功能监测及锻炼。对于肌瘤剔除的患者而言，术后随访的重点在于监测子宫肌瘤是否复发，评估子宫恢复是否良好，如果患者有生育要求，需要在子宫恢复后才建议备孕。

51 如果我接受了子宫切除手术，术后需要注意什么？

接受子宫切除术术后需要注意以下 11 个方面的内容：
(1) 术后全休 4~6 周，忌性生活及盆浴 3 个月以上。
(2) 术后 1 个月门诊随诊。

（3）术后3~6个月避免剧烈运动、提重物，积极防治上呼吸道感染、便秘等增加腹压的情况。

（4）术后2~3周约10%的患者可能有少量阴道血性分泌物，这是由于阴道残端可吸收缝线脱落所致。若出血量小于既往的月经量，不需要特殊治疗，也不需要服用药物。患者应注意休息、避免过多活动，1周左右阴道血性分泌物会减少，直至消失。

（5）完全的休息对于康复至关重要，术后2~3周应尽量避免重体力劳动。

（6）极少数（约5‰或更低）患者术后会发生阴道出血大于或等于月经量，这种情况下，请迅速前往急诊就诊，行相关诊治。

（7）术后请勿做阴道冲洗，可用温开水冲洗外阴。

（8）子宫全切术是一种较大的创伤手术，伤口的恢复需要7~10天。除了下腹部有一个伤口外，阴道的残端也有一个伤口，阴道伤口较腹部伤口愈合时间要长一些，约需10天。一般说来，手术后的1个月之内，要尽量避免外出散步、逛商场、跳绳及长时间坐着等，多卧床休息，减轻对阴道伤口的重力压迫，让伤口完全愈合。1个月后进行一些适当的轻松室外活动，时间也不宜过长。

（9）子宫全切术后应适当运动，可以预防术后肠粘连，每次可以走动15~30分钟就好，也可以根据患者的体力进行活动。饮食方面，术后多吃蔬果及高纤维素类食物，每天摄入2000~3000 ml水，预防便秘，多摄取含蛋白质、维生素及铁质的食物，如鱼汤、葡萄、樱桃、蔬菜等。饮食无特别禁忌，但尽量少吃刺激性及易产气食物。

（10）术后2个月内避免提重物、抱小孩、拖地板、登高取物等动作，防止愈合的腹肌受损。

（11）6个月内避免从事增加骨盆充血的活动，如久坐、跳舞等。

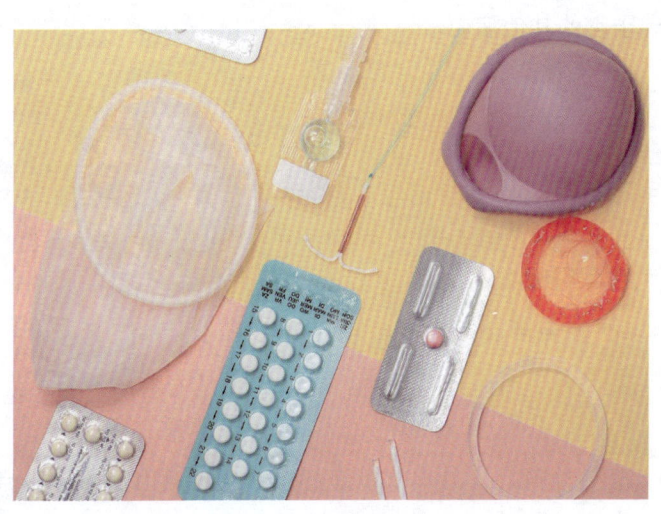

52 如果我接受了子宫肌瘤剔除术,术后需要注意什么?

子宫肌瘤剔除术术后应多观察切口愈合情况,以及月经变化情况,如出现腹痛及月经量明显增多等症状应及时到医院就诊。子宫肌瘤剔除术保留了子宫,术后应定期进行复查,因为仍有可能出现子宫的其他病变。

第 7 章

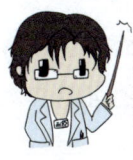

子宫肌瘤术后并发症的处理

53 子宫肌瘤剔除术的手术并发症有哪些?

子宫肌瘤剔除术的手术并发症包括以下 4 个。

(1) 术后大出血：主要发生于子宫肌瘤体积大，多发性子宫肌瘤，或者子宫肌瘤位置处于子宫动静脉附近。

(2) 子宫肌瘤复发：子宫肌瘤剔除术后约 30% 的患者会出现肌瘤复发。因为子宫肌瘤常是多发的，很少单发，子宫上可以长几个、十几个、几十个、甚至上百个肌瘤。而且肌瘤大小不一，可以长在肌壁间或黏膜下，有深有浅，手术时有可能残留。再加上由于体内仍存在某些有利于肌瘤生长的条件，一段时间后，可能又有肌瘤生长。据统计，术时患者年龄小于 30 岁者复发率为 46.2%，大于 30 岁患者复发率为 20.5%；12.9% 单发肌瘤者术后复发，47.6% 多发者复发；80% 以上肌瘤 10 个以上者复发。因此您选择子宫肌瘤剔除术前，必须要对自己的情况有所了解。

（3）子宫破裂：子宫肌瘤剔除术后若形成瘢痕子宫，患者再次妊娠后，可能出现子宫破裂的危险。

（4）切口感染或出血：子宫肌瘤剔除术后子宫表面的切口需要坚实可靠的缝合，否则有继发性出血、需二次手术的可能。术后应该加强营养和抗感染治疗，减少感染的发生。

54 "海扶刀"治疗过程中和治疗后会有什么不良反应和并发症？

"海扶刀"治疗过程中可能会出现以下几种情况：皮肤轻度灼伤、皮肤水疱、感染，镇静、镇痛中的不良反应，神经损伤，阴道出血，下腹疼痛，臀部疼痛及血尿等不良反应，其中下腹疼痛发生的比例较高。

"海扶刀"治疗子宫肌瘤发生并发症最主要的一个原因是超声波的热效应导致局部温度过高，对组织产生一定程度的热损伤。另外，超声波的机械效应等非热效应，也会导致患者出现不同程度的机械损伤或其他炎症反应。

治疗前精心准备，治疗中实时监控可避免以上风险；即使发生不良反应，也可以好转，一般不会造成严重后果。

55 接受子宫动脉介入治疗后可能的并发症有哪些？

接受子宫动脉介入治疗后的并发症主要为血管栓塞后会出现以下情况。

(1) 缺血性盆腔疼痛：双侧子宫动脉栓塞后，>90%的患者会出现不同程度的缺血性盆腔疼痛，表现为下腹及腰骶部坠胀疼痛，类似于痛经，一般在1~2天后可逐渐减轻。子宫肌瘤小者疼痛反应较轻，1周左右消失；子宫肌瘤较大者疼痛较重，可持续20天左右，可用镇痛药对症处理。

(2) 发热：约有26%的患者术后出现发热，体温为37.5~38℃，主要是由于肌瘤缺血、部分坏死吸收所致，血常规检查结果正常，无须做特殊处理，1周后症状可消失。

(3) 下肢酸胀无力感：约60%的患者术后出现下肢酸胀无力感，持续7~14天后自然消失。

(4) 恶心、呕吐：少数患者在栓塞治疗后12天内会出现恶心、呕吐，可能与盆腔缺血性疼痛反射有关，对症处理即可。

(5) 不规则阴道出血：约20%的患者术后出现少量阴道出血，少则3~5天，最多可达20天。可能与栓塞治疗后子宫血供骤减，不足以维持内膜生长有关，无须特殊处理。

(6) 穿刺部位血肿：因为股动脉压力较大，栓塞治疗完成后，要局部加压包扎24小时，压沙袋6小时，并嘱患者平卧8~

12小时，可防止血肿发生。

（7）腹膜后血肿与血管附壁血栓：有发生腹膜后血肿的个别病例报道，主要是由于操作过程中导丝损伤动脉或穿破动脉夹层所致。因此放置动脉导管时一定要顺血流送进，切不可粗暴强行引入。

（8）子宫坏死：到目前为止，尚未有发生子宫坏死的临床报道。因子宫动脉有丰富的侧支循环，因此即使栓塞双侧子宫动脉也不会使子宫发生不可逆性缺血。

（9）闭经：有少数年龄在45岁以上的子宫肌瘤患者动脉栓塞治疗后闭经，因其本身已处于更年期，这种情况是否与子宫动脉栓塞治疗有关，还需要更多的临床资料证实。

第 8 章

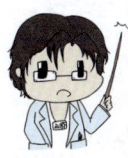

子宫肌瘤的术后复发与预防

56 手术后子宫肌瘤的复发率有多高？

子宫肌瘤剔除术术后子宫肌瘤的复发率在 10%~60%，据统计，单发子宫肌瘤剔除术后 5 年的复发率约 15%，多发子宫肌瘤 5 年复发率约 30%。一般子宫肌瘤是多发性的，但刚形成的小子宫肌瘤既摸不着，肉眼也看不见的，故多发性子宫肌瘤是无法完全、彻底剔除干净的。

相对而言，腹腔镜下剔除子宫肌瘤，不能像开腹手术那么细致，复发率可能比开腹子宫肌瘤剔除术更高。不过因为子宫肌瘤是良性疾病，即使复发，也不一定需要手术治疗，复发的子宫肌瘤仍是根据患者子宫肌瘤的大小、位置、临床症状做出相应处理。

57 "海扶刀"治疗子宫肌瘤会复发吗？

"海扶刀"治疗是一种非侵入性的治疗方式，许多研究证实，"海扶刀"治疗子宫腺肌病的安全性和有效性，其原理是通过B超实时监控，消融子宫肌瘤病灶，让子宫肌瘤缩小，失去活性，经治疗后子宫肌瘤体积缩小甚至消失。但与手术治疗一样，"海扶刀"治疗的子宫肌瘤也有复发的可能。

58 子宫动脉介入治疗子宫肌瘤会复发吗？

判断子宫动脉栓塞术治疗效果主要依据是子宫肌瘤本身大小、痛经症状及月经量的变化。经介入治疗无效或复发的患者，月经量变化为主的复发患者占大多数，是患者再次就诊的主要原因。

肌壁间子宫肌瘤的复发率高于黏膜下肌瘤，局灶性子宫肌瘤的复发率高于弥漫性子宫肌瘤，但其主要原因是多方面的，既有患者自身疾病的原因，如合并子宫内膜异位症，严重动脉粥样硬化，也有栓塞力度不够及动脉迂曲明显或病灶多重供血的原因。

59 子宫肌瘤术后如何发现子宫肌瘤复发？

首先，子宫肌瘤术后应该定期复查并留意是否出现了月经改变，如月经量增多、血块多或经期延长，以及下腹部扪及包块等，如有上述症状说明有子宫肌瘤复查的可能。另外，超声检查是发现子宫肌瘤复发简单可行的检查手段，能较早发现复发的子宫肌瘤。

60 如何避免子宫肌瘤的复发？

首先，需定期行B超检查，每年1~2次，可了解是否出现子宫肌瘤复发。

其次，饮食方面需要注意，子宫肌瘤的形成与长期大量雌激素刺激有关，而动物实验表明，高脂肪食物及含雌激素食品促进了某些激素的生成和释放，肥胖妇女子宫肌瘤的发生率明显高。因此培养良好的饮食习惯，对子宫肌瘤的发生有一定抑制作用。饮食定时定量，不能暴饮暴食。坚持低脂肪饮食，多吃五谷杂粮，常吃富有营养的干果类食物，少食辛辣、冷冻的食品。

最后，保持良好的生活习惯。日常生活中应注意保证正常生活作息，调节情绪，防止大怒大悲、多思多虑，同时需注意保持个人卫生。

61 如何通过饮食来预防子宫肌瘤的复发？

子宫肌瘤的发病原因尚未证实，目前可能与性激素、年龄、遗传因素及细胞因子有关。其中雌激素水平与子宫肌瘤发生密切相关，因此在预防子宫肌瘤复发方面，需要注意不过量食用含有雌激素的药物及食物。有一种说法是豆浆中含有植物雌激素，因此会引起子宫肌瘤的复发，然而，目前没有证据证明，经常食用豆腐、喝豆浆与子宫肌瘤的复发的相关性。

62 有一些中成药是否能够预防子宫肌瘤的复发？

子宫肌瘤的发病原因目前尚未明确，较为认可的观点是与雌激素水平有关。因此在预防子宫肌瘤复发方面，并没有很明确的药物乃至中成药方剂推荐。建议定期B超检查，一旦发现子宫肌瘤复发，应及时采取措施进行治疗。

第9章

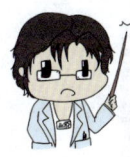

子宫肌瘤与妊娠

63 我有子宫肌瘤，但是怀孕了，该怎么办？

大部分子宫肌瘤患者并无症状，或者子宫肌瘤较小，常于体检时发现或未发现而被遗漏。

子宫肌瘤是否影响妊娠，主要取决于子宫肌瘤的位置、大小、数目及有无并发症。子宫肌瘤小，无症状，可以不用处理，可按计划妊娠。如果子宫肌瘤伴有月经过多、子宫不规则出血、腹部包块、阴道排液，子宫肌瘤较大并有压迫症状等就需要先做治疗，再考虑妊娠。肌瘤生长位置接近子宫腔或子宫肌瘤较大则可能导致流产、早产或临产后的梗阻性难产等并发症。

患有子宫肌瘤的患者，在妊娠期应密切监测子宫肌瘤生长，和医生保持沟通，以平稳度过妊娠期。

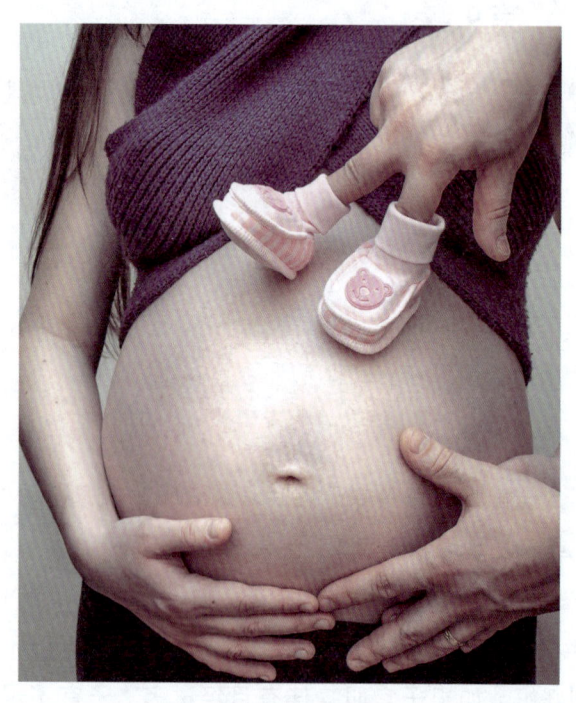

64 妊娠期间发生子宫肌瘤有什么影响？

子宫肌瘤患者并非都需要治疗。据统计，育龄期女性子宫肌瘤患病率可达25%，但是大多数没有出现症状，勿过分担心。妊娠期，受子宫肌瘤大小、生长的位置及子宫腔形态改变的影响，突向子宫腔的子宫肌瘤导致流产的可能性增加。一般妊娠期不建议行子宫肌瘤剔除手术,有发生流产、早产、出血甚至子宫破裂等并发症的可能,若在妊娠期发生浆膜下子宫肌瘤蒂扭转引起急性腹痛,应考虑手术治疗。红色变性也是妊娠期可能发生的并发症之一,可导致妊娠期的疼痛或流产,但是概率不大,患者可不需住院,保守治疗 2 周左右可缓解并顺利度过妊娠期。妊娠过程中子宫肌瘤也有可能会增大,应该密切观察,医生会在妊娠后期根据子宫肌瘤生长部位、胎儿及孕妇情况给予分娩方式的建议。

65 我最近流产了,需要切除子宫肌瘤吗?

子宫肌瘤患者应在妊娠前做好检查,咨询医生意见是否需要孕前治疗。若发生流产,要寻找流产的原因,如果考虑是子宫肌瘤就需要治疗。根据医院的检查结果,如黏膜下子宫肌瘤,瘤体>3 cm 的肌壁间子宫肌瘤,子宫肌瘤生长位置估计在妊娠期会产生不良结果者都应考虑手术治疗,一般术后 1~2 年再考虑妊娠。

66 妊娠时我有严重的腹痛症状,这和子宫肌瘤有关吗?

妊娠过程中出现明显腹痛等不适症状有可能和子宫肌瘤有关。首先要排除流产的可能性,判断是否伴有阴道出血和组织物排出,还要排除妊娠期合并的急腹症,如急性阑尾炎、急性胃肠炎等。如果严重腹痛,则要考虑子宫肌瘤的红色变性或带蒂肌瘤扭转。肌瘤红色变性多见于妊娠中期,患者可出现严重的腹痛伴发热,体温在38 ℃左右,白细胞计数增高,查体腹部局部有明显的压痛。可非手术治疗,非手术治疗无效考虑手术治疗。肌瘤扭转患者可出现突然剧烈腹痛伴恶心呕吐,确诊后考虑手术治疗。

67 子宫肌瘤会影响我顺产吗?

一般来说,分娩方式的选择和子宫肌瘤生长的位置有关,随着子宫增大,子宫肌瘤的位置也会发生相应改变,它可随子宫壁的伸展发生位置变化,如果子宫肌瘤位于子宫下段,可影响胎头下降和胎儿的分娩机制导致产程延长,造成难产,必须行剖宫产。如果瘤体>6 cm,影响子宫收缩和胎盘的正常剥离,产后出血风险可能增加。

68 生产前查出有子宫肌瘤，需要剖宫产吗？

是否需要剖宫产要看具体检查结果。如果子宫肌瘤不大，妊娠晚期无并发症，子宫肌瘤位置不影响胎儿下降，可考虑阴道分娩。如果子宫肌瘤>6 cm，则发生胎位异常、分娩受阻的可能性增加，这时要和医生沟通，充分评估后选择分娩方式。

69 剖宫产可以同时切除子宫肌瘤吗？

剖宫产手术时切除子宫肌瘤是可行的，既可以避免术后子宫肌瘤治疗和再次手术，又可以减少子宫肌瘤引起的宫缩乏力所致的产后出血风险。但是否切除子宫肌瘤，必须术前和医生充分沟通，因为有些子宫肌瘤血供丰富，加之瘤体较大，位于子宫角、子宫后壁、子宫下段、子宫颈等特殊位置就不适合剖宫产术中切除。另外，如果孕妇自身患有妊娠期高血压、心脏病、凝血功能障碍等不宜手术时间过长的疾病也不适合同时行子宫肌瘤切除术。如果充分评估后可以行子宫肌瘤切除术，术前应该让患者知晓术中可能出现的情况如出血过多，甚至因为失血过多要抢救生命而切除子宫的可能性。对于多发但是直径<3 cm 的子宫肌瘤患者，妊娠期子宫肌瘤体积会变小，因此不需要在剖宫产的时候进行切除。医生不会选择在剖宫产时进行非必要的手术，而引起出血及感染。

70 妊娠前接受了子宫肌瘤剔除术，我分娩时需要剖宫产吗？

住院时医生会要求提供子宫肌瘤剔除术的手术记录，了解原来子宫肌瘤的大小、数量、位置及手术方式。如果是剔除较大的肌壁间子宫肌瘤、多发子宫肌瘤等，考虑术后子宫肌层瘢痕形成，既往认为在阴道分娩过程中可能出现子宫破裂，风险较大，一般建议剖宫产。但近些年，随着产科技术不断提高，分娩前充分评估，严密监护，关于分娩方式的考量也可以和正常孕妇一样，根据骨盆因素、胎儿大小、妊娠晚期胎儿宫内的情况，有无妊娠期合并症，B 超等辅助检查结果具体分析。

71 我想怀孕，需要在怀孕前切除子宫肌瘤吗？

现代女性生育年龄普遍增大，部分患者生育年龄已到 30 岁以上。生育前患有子宫肌瘤的患者较多。所以子宫肌瘤对妊娠的影响问题应该引起重视。多数情况下，子宫肌瘤不影响妊娠，对胎儿的影响不大，但妊娠后子宫肌瘤有可能增大或发生变性等，所以应与医生沟通并密切监测。

那么发现子宫肌瘤是先怀孕还是先治疗？存在以下几种情况，可考虑先行子宫肌瘤治疗：①黏膜下子宫肌瘤，黏膜下子宫肌瘤长在子宫内膜处，会对受孕产生影响，如果怀孕成功，随后的流产风险也会增大，因此建议妊娠前先行治疗；②直径>5 cm 的肌壁间子宫肌瘤，较大的肌壁间子宫肌瘤妊娠期间影响胎儿的发育，到了妊娠后期可能出现的风险较多，因此建议妊娠前先行治疗；③有流产史及早产史的子宫肌瘤患者，一般建议先行治疗子宫肌瘤可再妊娠；④特殊部位的子宫肌瘤，生长在子宫峡部的子宫肌瘤对妊娠有较大的影响，妊娠后容易出现子宫肌瘤变性等可能，也建议妊娠前治疗。

第 10 章

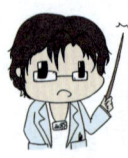

子宫肌瘤的恶变

72 子宫肌瘤是否和普通肿瘤一样？

肿瘤有良性、恶性、交界性之分，子宫肌瘤属于常见的良性肿瘤，恶变概率很低，如果恶变就称为子宫平滑肌肉瘤，要按恶性肿瘤原则处理。

子宫肌瘤恶变相关因素：①直径>10 cm 的子宫肌瘤、黏膜下子宫肌瘤；②短期内子宫肌瘤快速长大；③绝经后子宫肌瘤明显增大；④分叶生长、不均质子宫肌瘤（液化）；⑤肿瘤相关指标升高（CA125 等）。

上述因素和指标被认为是子宫肌瘤恶性变相关指标，有恶性变相关因素的患者应该考虑及早手术治疗。

73 | 子宫肌瘤是否会恶变？

虽然子宫肌瘤是女性最常见的良性肿瘤，恶变的概率低，但依然有恶变的可能。国外文献报道，子宫肌瘤恶变率为 0.13%~2.02%，国内报道为 0.4%~0.8%。子宫肌瘤恶变多发生在 40 岁以上的女性，尤其是绝经后女性。平滑肌肉瘤为最常见的恶变类型，恶性间叶瘤为罕见的恶变类型。如果子宫肌瘤患者在随访复查中发现子宫肌瘤增大迅速，要特别警惕，排除子宫肌瘤恶变。

74 | 我发现子宫肌瘤很长时间了，会恶变成肌瘤肿瘤吗？

子宫肌瘤一般不会恶变成肌瘤肿瘤，如果无特殊症状仅需注意定期复查即可。若短时间内肌瘤增长迅速则要引起重视，需要积极处理。

75 我已经绝经了，子宫肌瘤会进展为肌瘤肿瘤吗？

一般不会，随着卵巢功能衰退，子宫肌瘤一般不会继续生长，而会缩小。但仍需定期复查，如果发现子宫肌瘤突然增大，要积极处理，防止恶变的发生。

76 通过什么检查能够提示子宫肌瘤为恶性可能吗？

通过血液检查及影像检查可以筛查肿瘤是否为恶性，但是最准确的诊断方法为手术切除后的病理检测。

77 如何判断肌瘤肿瘤？

可参考子宫肌瘤的生长速度，同时结合 B 超检查结果，最终诊断需要依靠病理检测结果来确定。

78 肌瘤肿瘤是一种严重的肿瘤吗？

医学上一般称肌瘤肿瘤为子宫平滑肌肉瘤，属恶性肿瘤，具有恶性肿瘤的特征，如易复发、转移，甚至危及生命。

79 子宫肌瘤肿瘤的治疗方法是什么？

子宫肌瘤肿瘤的治疗方法主要采用手术治疗，将子宫及附件完全切除，必要时还需要行盆腔淋巴结清扫术。术后根据病情辅以放疗或化疗。

80 妊娠期发现患子宫肌瘤，能继续妊娠吗？

妊娠期间发现患有子宫肌瘤的患者人数占妊娠女性的0.3%～0.5%甚至更高，体积小的子宫肌瘤无须处理，体积较大的黏膜下子宫肌瘤及肌壁间子宫肌瘤可能导致流产或早产。浆膜下的肌瘤在妊娠期一般无须治疗。较大体积的肌壁间子宫肌瘤及子宫黏膜下子宫肌瘤建议治疗完成后再妊娠。

81 如何较早发现子宫肌瘤恶变成肌瘤肿瘤？

子宫肌瘤的恶变率为 0.4%~0.8%。对于出现以下临床症状，如月经量多、经期长、贫血等，或者短时间内子宫肌瘤生长较快，特别是绝经后生长快的子宫肌瘤，都要积极手术治疗，定期 B 超监测很重要。

82 子宫肌瘤切除后需要做化疗吗？

根据病理结果，如果是子宫平滑肌瘤，则为良性肿瘤，不需要进一步治疗。如果是子宫肌瘤恶变，则根据肿瘤具体分期，按照诊疗规范的要求实施进一步的治疗方案。

83 | 我被诊断为肌瘤肿瘤,有生命危险吗?

肌瘤肿瘤是一种恶性肿瘤,预后主要根据是否及时进行了规范治疗来判断,其次要根据术后的病理分期情况。一般肿瘤分期处于早期者危险性小,肿瘤分期处于晚期者危险性较大。

84 | 我已经生育过,发现子宫肌瘤时需要马上切除子宫吗?

此时根据具体情况,需要结合患者的年龄、生育要求、子宫肌瘤的情况等来确定。如果高度怀疑子宫肌瘤存在恶变,应尽快手术切除。

第11章

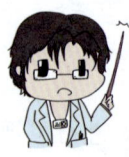

子宫腺肌瘤与子宫腺肌病

85 什么是子宫腺肌瘤？

子宫腺肌瘤是子宫腺肌病的一种临床改变。子宫肌瘤是由于子宫肌层本身的平滑肌细胞增生形成的，而子宫腺肌瘤是子宫内膜腺体和间质侵入子宫肌层形成局限性的病变。

86 什么是子宫腺肌病或子宫腺肌瘤？

目前子宫腺肌病的病因尚不清楚，可能是基底层内膜细胞增生，侵入基层间质导致的。子宫腺肌病若比较局限，就会形成类似瘤体的形态，可称为子宫腺肌瘤，它是子宫腺肌病的一种。

87 子宫腺肌病或子宫腺肌瘤是怎么发生的?

通常认为基底层子宫内膜侵入子宫肌层生长导致了子宫腺肌病的发生,而少数腺肌病病灶呈局限性生长形成结节或团块,似子宫肌壁间肌瘤,称之为子宫腺肌瘤,但其与周围肌层无明显界限,手术的时候难以完整剥除。

88 子宫腺肌病或子宫腺肌瘤的症状是什么?

子宫腺肌病或子宫腺肌瘤的常见症状为痛经、月经量增多,可伴有不孕,子宫增大及压迫的症状。

89 为什么子宫腺肌瘤会导致大出血和痛经?

子宫腺肌瘤引起痛经主要是由子宫痉挛性收缩引起,>60%患者的痛经表现为继发性、进行性加重,子宫腺肌瘤的子宫质地变硬,子宫收缩不良,导致月经量增多,严重还会导致大出血。

90 子宫腺肌瘤会影响妊娠吗？

子宫腺肌瘤会不会影响妊娠目前没有很明确的答案。通常认为，轻度的子宫腺肌瘤对生育影响不大，但严重的子宫腺肌瘤会抑制受精卵着床，从而影响受孕，即使受精卵着床也容易流产和早产。因此，子宫腺肌瘤应尽早诊治。

91 如何诊断子宫腺肌瘤？应做哪些检查？

诊断子宫腺肌瘤时，我们建议患者进行的辅助检查包括：血CA125指标，超声检查或MRI检查。根据继往病史、临床表现、体征结合影像学检查可以诊断。但需取得病变组织行病理学检查确诊。

92 如何鉴别子宫腺肌瘤与子宫肌瘤？

虽然子宫腺肌瘤与子宫肌瘤同样表现为瘤体样结构，但是子宫腺肌瘤是子宫腺肌病，患者有痛经的症状，B超检查结果显示的瘤体包膜也没有子宫肌瘤清晰。因此，典型的子宫腺肌瘤可根据典型的症状，如进行性痛经和月经过多史，子宫增大且坚硬、压痛等作出诊断；不典型的腺肌瘤有时很难与子宫肌瘤鉴别，须做病理检查方能确诊。

93 子宫腺肌瘤的手术治疗策略是什么？

子宫腺肌瘤的手术治疗策略可分为根治性手术和姑息性手术两大类。根治性手术是指全子宫切除术，适用于症状严重且已完成生育的患者；姑息性手术适用于有生育要求且要求保留子宫的患者，包括腺肌病病灶切除术，子宫内膜及基层切除术，子宫动脉阻断术。

94 医生告诉我需要做子宫切除才能治疗子宫腺肌瘤，子宫切除是唯一的手术治疗方式吗？

子宫切除术不是子宫腺肌瘤的唯一手术方法。有生育要求或者年轻的患者，可选择子宫腺肌瘤局部切除术、海扶刀治疗、射频消融等方式切除术子宫腺肌瘤，保留子宫。

95 我不希望做手术，医生如何帮我控制痛经和月经量多的症状？

对不希望手术的患者，可以尝试药物治疗（如 GnRH-a、口服避孕药）和宫内放置节育器等。

96 医生告诉我放置宫内节育器能帮助缓解症状，什么是宫内节育器？它是如何发挥作用的？

宫内节育器是放置于子宫腔内的避孕装置，它的治疗原理是其内部含有能缓慢释放的药物成分，能够帮助缓解症状。

97 高强度聚焦超声消融术能够像手术一样治疗子宫腺肌瘤吗？

高强度聚焦超声消融术是一种无创性的治疗子宫腺肌瘤的方式，其机制是通过腹部软组织后将超声波能量聚焦于需要治疗的腺肌瘤病灶区域，利用热效应，导致聚焦区域的组织蛋白质变性，达到破坏病灶组织而不损伤周围正常组织的目的。经过治疗，子宫腺肌瘤体积变小，痛经、月经过多等临床症状得到改善。

98 高强度聚焦超声治疗的原理及其在治疗子宫腺肌病中的应用前景如何？

高强度聚焦超声治疗具有良好的组织穿透性、定位性和能量存积性。超声波作用于组织，利用热效应、机械效应、空化效应等生物学效应，使病变组织吸收能量而快速升温，并发生生化反应，最终使病变组织变性、促进组织重建和微循环改善而达到治疗目的。

超声波穿透人体时的能量很低，在焦点以外的区域不会对人体正常组织造成任何伤害。这是一种全新的治疗模式，由内至外治疗疾病，又保持表层组织无创。

99 子宫腺肌瘤手术治疗后会复发吗？如何防止子宫腺肌瘤的复发？

如果子宫腺肌瘤患者不接受根治性手术治疗，不管选择何种保守性手术治疗方式，都有复发的可能。据统计，5 年的累计复发率可达 40%，因此，需要强调和重视手术治疗后的后续治疗和随访，手术后使用药物治疗能够有效控制症状，巩固手术效果，定期在医生指导下复查能够及时了解病情，从而采取相应的措施以减少复发的可能。

100 子宫腺肌瘤体积较小，它会恶变为肿瘤吗？应该如何处理它？

子宫腺肌瘤恶变的发生率较低，一些因素是导致恶变的高危因素，包括年龄大、肥胖、月经初潮早且周期短，生育年龄早、多次生育、有人工流产史等。如果子宫腺肌瘤较小，可以先观察，在医生的指导下选择适当的处理方式。